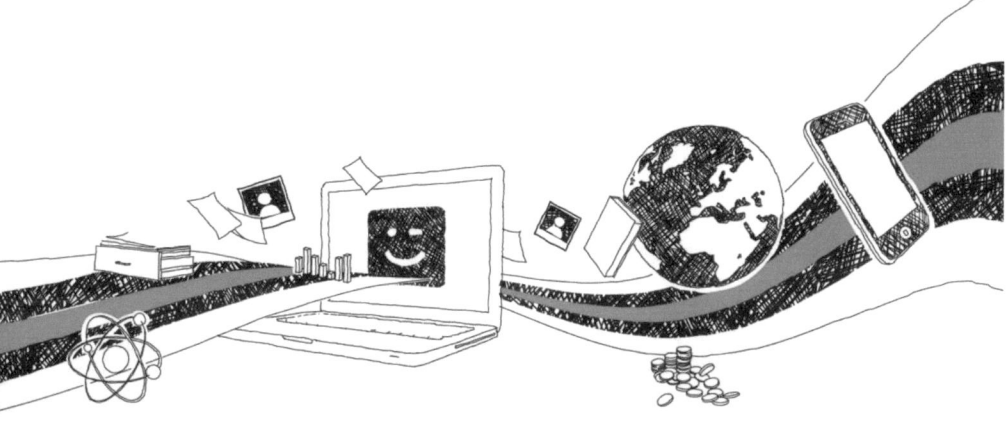
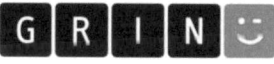

Die Zwei-Klassen-Medizin im deutschsprachigen Raum. Mythos oder Realität?

GRIN ☺

Bibliografische Information der Deutschen Nationalbibliothek:

Die Deutsche Nationalbibliothek verzeichnet diese Publikation in der Deutschen Nationalbibliografie; detaillierte bibliografische Daten sind im Internet über http://dnb.d-nb.de abrufbar.

ISBN: 9783346654533
Dieses Buch ist auch als E-Book erhältlich.

© GRIN Publishing GmbH
Trappentreustraße 1
80339 München

Druck und Bindung: Books on Demand GmbH, Norderstedt Germany
Gedruckt auf säurefreiem Papier aus verantwortungsvollen Quellen

Das vorliegende Werk wurde sorgfältig erarbeitet. Dennoch übernehmen Autoren und Verlag für die Richtigkeit von Angaben, Hinweisen, Links und Ratschlägen sowie eventuelle Druckfehler keine Haftung.

Das Buch bei GRIN: https://www.grin.com/document/1234653

Hochschule Fresenius

Fachbereich onlineplus

Studiengang: Management im Gesundheitswesen

Hausarbeit

Die Zwei-Klassen-Medizin im deutschsprachigen Raum –
Mythos oder Realität?

Abgabedatum: 12.09.2021

Inhaltsverzeichnis

1 Einleitung

Das Gesundheitssystem im deutschsprachigen Raum verfolgt das Prinzip der Solidarität (Klein-Schmeink, 2021, S. 35). Dieses Prinzip beruht darauf, dass eine einzelne Person im Bedarfsfall eine Hilfestellung von der Gemeinschaft erhält und umgekehrt genauso. Es wird nach dem Grundsatz „Einer für alle und alle für einen" gehandelt (Henke & Rachold, 2018, S. 11). Die Solidarität im Gesundheitswesen sollte dabei im Zuge der medizinischen Versorgung und der Finanzierung dieser hervortreten. Hierbei entsteht jedoch eine Problematik aufgrund der Versicherungsstrukturen, da neben der gesetzlichen Krankenversicherung, auch GKV genannt, eine private Krankenversicherung, kurz PKV, abgeschlossen werden kann. Kritisiert wird diesbezüglich vor allem, dass private Krankenversicherungen, vor allem was die Finanzierung des Gesundheitssystems angeht, nicht in ausreichendem Ausmaß involviert werden, obwohl deren Klientel von bestimmten Leistungen ebenso Gebrauch machen können. Somit kommt es zu einem Ungleichgewicht zwischen der gesetzlichen und der privaten Krankenversicherung, welche sowohl das Gesundheits- als auch das Versicherungssystem zwangsläufig in zwei Klassen teilt (Klein-Schmeink, 2021, S. 35).

Während gesetzliche Krankenversicherungen nicht gewinnorientiert handeln, steht die Gewinnerzielung bei privaten Krankenversicherungen im Vordergrund. Die Erlöse werden hierbei anhand von Prämien der Versicherten erzielt. Die Prämie wird dabei am Risiko einer Erkrankung der zu versichernden Person ermittelt. Wenn die Versicherung in niedrigem Alter abgeschlossen wird, so wird zu dem gezahlten Beitrag ein Aufpreis hinzugerechnet, welcher am Beispiel des steigenden Risikos einer möglichen Erkrankung berechnet wird. Bei der gesetzlichen Krankenversicherung gibt es diese Art der Beitragsberechnung nicht. Das Prinzip der Solidarität besteht bei privaten Krankenversicherungen jedoch kaum, da im Gegensatz zur gesetzlichen Krankenversicherung diesbezüglich keine Unterteilung der versicherten Personen in Hinsicht auf deren Einkommen vorgenommen wird. Hinzu kommt die Möglichkeit, dass privat versicherte Personen bei Behandlungen aus monetären Gründen bevorzugt werden können, da niedergelassene Ärzte/Ärztinnen mit dieser Gruppe mehr Erträge erzielen (Birkner et al., 2021, S. 77 – 80). Daraus resultierend lässt sich folgende Frage stellen: Inwiefern wird in der Literatur aufgrund von Vergleichen zwischen der gesetzlichen und privaten Krankenversicherung eine Zwei-Klassen-Medizin im deutschsprachigen Raum beschrieben? Das Ziel dieser Hausarbeit ist es, Beispiele für eine Zwei-Klassen-Medizin im deutschsprachigen Raum, anhand wissenschaftlich fundierter Literatur, aufzuzeigen.

2 Hauptteil / Ergebnisse

Im Hauptteil werden die Ergebnisse dargestellt, die auch zugleich die Forschungsfrage beantworten sollen.

2.1 Schnellere Termine und geringere Wartezeiten

Etwas mehr als ein Drittel der Österreicher/Innen nimmt Angebote der privaten Krankenversicherung in Form von ambulanter oder stationärer Versorgung an, Tendenz steigend. Diese Entwicklung ist im deutschsprachigen Raum generell zu beobachten. Die Versicherten begründen einen Abschluss der Privatversicherung häufig damit, dass gesetzliche Krankenkassen eine Vielzahl von Leistungen nicht in ausreichendem Ausmaß abdecken würden. Zudem besteht beim Abschluss einer Privatversicherung das Recht der freien Ärzte/Innenwahl. Die sogenannte Hotelkomponente dürfte bei der Wahl der Versicherung ebenso eine Rolle spielen. Mit dieser haben privat versicherte oftmals den Anspruch auf ein Einzelzimmer bei Krankenhausaufenthalt. Außerdem enthält die Hotelkomponente Leistungen wie das Aussuchen von Mahlzeiten aus einer Menükarte, welche nur Sonderklassepatienten/Innen erhalten. All diese Mehrleistungen werden im Vergleich zwischen der privaten und der gesetzlichen Krankenversicherung als legitim betrachtet, da Patienten/Innen, welche eine Privatversicherung in Anspruch nehmen, für diese Mehrleistungen deren Beiträge entrichten. Am Klassensystem wird jedoch häufig kritisiert, dass Sonderklassepatienten/Innen geringere Terminwartezeiten und geringere Zeiten im Wartezimmer in Anspruch nehmen als Kassenversicherte (Rainer, 2017, S. 46 – 49).

Bei der Vereinbarung von Terminen mit jeglichen Ärzten/Innen, darunter auch Hausärzte/Innen und Fachärzte/Innen, müssen gesetzlich Versicherte öfter mit verzögerten Terminen, als privat Krankenversicherte, rechnen. Hierbei wird der Gesundheitszustand der zu untersuchenden Personen in die Terminvergabe miteinbezogen. Das heißt, dass bei Personen mit ähnlichem Gesundheitszustand, jene bei der Terminfixierung oftmals bevorzugt werden, welche einen Abschluss einer Privatversicherung vorweisen. Eine solche Vorgehensweise seitens der Ärzte/Innen kann aus wirtschaftlichen Gründen erfolgen, da diese für die Behandlung von privat versicherten Personen ein besseres Entgelt als bei der Behandlung von gesetzlich versicherten Personen erzielen. Zudem decken Privatversicherungen bei Vertragsärzten/innen beispielsweise bestimmte Gesundheitsleistungen ab, welche bei gesetzlichen Krankenversicherungen nicht inkludiert sind. Die Terminvereinbarung erfolgt daher möglicherweise abhängig von der Erstattungsfähigkeit diverser Leistungen (Tille et al., 2017, S. 58 – 62).

Czypionka und Achleitner (2019, S. 84) führen an, dass Privatpatienten/Innen bestimmte Leistungen sogar häufiger ohne vorherige Terminvereinbarung bei Ärzten/Innen beanspruchen können als dies bei Kassenversicherten der Fall ist. Die Terminvergabe an sich erfolgt im Regelfall für beide Gruppen sofort, diese unterscheidet sich jedoch wie aus den Beispielen hervorgeht oftmals in der Terminwartezeit selbst. Kassenpatienten/Innen sind demnach häufiger von Terminwartezeiten von über drei Wochen betroffen als Privatversicherte (Czypionka & Achleitner, 2019, S. 84). Eine bevorzugte Terminvereinbarung ist jedoch nicht nur im niedergelassenen Bereich zu beobachten. Demnach besteht die Möglichkeit, dass Personen bei einem Abschluss einer privaten Krankenversicherung schnellere Operationstermine erhalten (Kramer, 2018, S. 44). Begründet wird dies damit, dass Klassepatienten/Innen für Bevorzugungen solcher Art deren Beiträge schließlich entrichten würden. In diesem Zusammenhang wird von einer Zwei-Klassen-Medizin gesprochen, da unter anderem sozial schwache und zugleich einkommensschwache Gesellschaftsschichten benachteiligt werden. Der Grund hierfür ist, dass diese Personengruppe die finanziellen Mittel für eine Zusatzversicherung im Gesundheitssystem nicht aufbringen kann (Kramer, 2018, S. 79).

Bei der Terminwahrnehmung an sich gibt es jedoch auch weitere Unterschiede bezüglich Wartezeiten (Czypionka & Achleitner, 2019, S. 85). Patienten/Innen mit einer Zusatzversicherung können im Vergleich zu Kassenversicherten häufiger ohne Wartezeit ins Behandlungszimmer eintreten und die Behandlung antreten als gesetzlich krankenversicherte Personen. Überdies warten allgemein Krankenversicherte öfter bis oder gar über zwei Stunden in Praxen als Sonderklassepatienten/Innen. Hierbei ist jedoch fraglich, ob längere Wartezeiten bei Kassenpatienten/Innen durch die Bevorzugung von Klassepatienten/Innen entstehen, da Letztere insgesamt einen geringeren Anteil im deutschsprachigen Raum einnehmen (Czypionka & Achleitner, 2019, S. 85). Die genannten Entwicklungen sind nicht auf das gesamte Gesundheitswesen bezogen zu pauschalisieren. So wurden beispielsweise Untersuchungen bezüglich der Bevorzugung von Sonderklassepatienten/Innen gegenüber Allgemeinklassepatienten/innen in etlichen deutschen Universitätskliniken, wie die der Köln-Lindenthal und Frankfurt am Main, angestellt. Der Schwerpunkt hierbei lag auf den Transplantationszentren dieser Universitätskliniken. In diesem Bereich konnte keine Bevorzugung von Privatpatienten/Innen festgestellt und somit kein Zusammenhang mit einer Zwei-Klassen-Medizin identifiziert werden (Purwins & Bürger, 2020, S. 377).

2.2 Lücken bei der Steuerung von Leistungen und deren Ausgaben

Experten/Innen warnen davor, dass die Finanzierung des deutschen Gesundheitssystems unter den derzeitigen Umständen, in Zukunft eine unübersichtliche Form annehmen wird. Als Hauptfaktor hierfür werden die verschiedenen Versicherungsgruppen genannt. Demnach steht die Finanzierung des deutschen Gesundheitssystems in den nächsten Jahrzehnten vor immensen Herausforderungen, da ein immer stärker werdendes Ungleichgewicht zwischen Gesundheitseinnahmen und Gesundheitsausgaben entsteht. In diesem Kontext wird die PKV als Konkurrenz zur gesetzlichen Krankenversicherung betrachtet, da private Krankenversicherungen deren Leistungskataloge laufend in überproportionalem Ausmaß erweitern. Die Nachhaltigkeit des gesamten Systems wird aus diesen Gründen gefährdet (Krusenbaum, 2017, S. 12). Von derselben Ausgabenproblematik im Gesundheitssystem werden auch Österreich und die Schweiz in Zukunft nicht verschont bleiben (Greiling, 2019, S- 24 – 29). In den letzten 30 Jahren sind die Ausgaben der PKV in Deutschland um das dreifache angestiegen. Die Ausgaben der GKV jedoch sind im Vergleich dazu weniger stark angestiegen. Grund für die Kostenexplosion im Rahmen der privaten Krankenversicherung sind die Erweiterung von Mehrleistungen, uneinheitliche Mengenbestimmungen bei Untersuchungen und das steigende Entgelt von Ärzten/Innen, welche wie bereits erwähnt von der PKV profitieren (Krusenbaum, 2017, S. 12).

„Der PKV gelingt es aufgrund der fehlenden Vertragsbeziehung zum Leistungserbringer nicht, die Leistungen und Ausgaben gezielt zu steuern, was oftmals zu einer Überversorgung der privat Versicherten führt" (Krusenbaum, 2017, S. 12). Wenn Leistungen über die Notwendigkeit hinaus durchgeführt werden führt dies zu einem Widerspruch des Nutzenfaktors im Gesundheitswesen (Glaeske, 2019, S. 69). Somit liegt auch eine Form der Fehlversorgung vor, da diese nicht bedarfsgerecht stattfindet und folglich andere Menschen vernachlässigt werden (Wild, 2019, S. 82). Zudem kann diese Art der Versorgung für Patienten/Innen schädlich sein, da nicht notwendige Therapien herangezogen werden können (Glaeske, 2019, S. 68). So können Ärzte/Innen davon profitieren, indem diese deren Einkommen durch eine Art Überversorgung der Sonderklassepatienten/Innen aufbessern. Demzufolge entsteht eine Zwei-Klassen-Medizin wovon Privatpatienten/Innen profitieren und allgemein Versicherte zu Leidtragenden werden (Krusenbaum, 2017, S. 12). Jörg (2015, S. 2 – 3) führt in diesem Kontext ein Beispiel zur Veranschaulichung dieser Problematik an: Zwei Personen, eine ist gesetzlich und die andere privat versichert, haben Kopfschmerzen. Der gesetzlich versicherte Patient sucht den Hausarzt auf und teilt mit, dass dieser seit geraumer Zeit Kopfschmerzen habe.

Der Hausarzt nimmt hierbei eine physische Untersuchung sowie die Durchführung eines Elektrokardiogramms vor. Die Resultate der Befunde sind unauffällig. Die Gattin des Patienten wird vom Hausarzt ebenso für ein Gespräch herangezogen. Diese teilt mit, dass die Mutter des Ehemannes vor kurzem verstorben sei. Somit stellt der zu behandelnde Arzt fest, dass die Kopfschmerzen psychogenen Ursprungs seien und rät dem Patienten die Freizeitaktivitäten auozubauen sowie entlastende Gespräche beispielsweise am Arbeitsplatz zu führen. Nach sechs Wochen wird eine Verbesserung der Kopfschmerzen wahrgenommen. Die Abrechnung an sich erfolgt über die gesetzliche Krankenversicherung am Ende des Quartals. Hierbei erhält der Hausarzt eine Pauschale von unter 40 Euro. Wenn der Patient eine private Krankenversicherung hätte, so bekäme der Hausarzt für dieselbe Leistung über 100 Euro. Die privat versicherte Person sucht für die Kopfschmerzen hingegen einen Facharzt auf. Der Facharzt veranlasst eine Reihe von Untersuchungen zur Diagnosestellung, darunter auch eine Magnetresonanztomographie. Der gesetzlich Versicherte erhält mit den identen Beschwerden letztlich einen Bruchteil jener Untersuchungsmöglichkeiten, welche der privat Versicherte von Anfang an in Anspruch nehmen kann. Unabhängig von der apparativen Diagnostik verschreibt der Facharzt dem Patienten ein Medikament gegen Kopfschmerzen, worauf die Kopfschmerzen gemildert werden (Jörg, 2015, S. 2 – 3).

Das Resultat der vom Facharzt angeordneten Untersuchungen deutet auf einen Normalbefund hin. Die zu entrichtende Summe des privat Versicherten beläuft sich hierbei auf mehr als 500 Euro. Den Betrag erhält dieser von der Privatversicherung nach Bezahlung der Rechnung. Daraus wird ersichtlich, dass beide Patienten, obwohl diese die gleichen Beschwerden aufweisen, unterschiedliche Diagnostikmethoden erhalten. Des Weiteren kann der Hausarzt in diesem Beispiel weitaus weniger für den gesetzlich versicherten Patienten verrechnen als der Facharzt für den Privatpatienten. Fraglich ist, ob die Anzahl an Diagnostikmethoden welche der Facharzt herangezogen hat wirklich notwendig waren oder ob in diesem Fall aus Profitgedanken eine mehrschichtige Diagnostikmethode angeboten wurde (Jörg, 2015, S. 2 – 3). Diesbezüglich wird empfohlen die Profitgier im Gesundheitssystem einzustellen und das Augenmerk auf die Nachhaltigkeit und Gerechtigkeit der medizinischen Versorgung zu legen (Krusenbaum, 2017, S. 15). Nur so kann die Zwei-Klassen-Medizin, auch wenn dies in vollem Ausmaß nicht möglich sein wird, zumindest etwas umgangen und eine angemessene Gesundheitsversorgung gewährleistet werden (Krusenbaum, 2017, S. 15).

2.3 Patienten/Innen als Wirtschaftsgut

Durch den zunehmenden Wettbewerbs- und Kostendruck in deutschsprachigen Krankenhäusern werden Einrichtungen teilweise dazu gezwungen zu Mitteln zu greifen, welche die Wirtschaftlichkeit dieser erhöhen sollen. Vor allem Ärzte/Innen werden hierbei angeregt betriebswirtschaftlich zu denken, da diese Berufsgruppe in medizinischen Einrichtungen über einen essentiellen Einfluss verfügen. Dies wird in Form von teilweise unnötigen Belegungen, Fallzahlsteigerungen und generell durch das Favorisieren von Privatpatienten/Innen gegenüber gesetzlich Versicherten durchgeführt (Reuling, 2020, S. 6). „Zudem wurde von einer gewünschten Anpassung der stationären Verweildauer und Fallsplittung berichtet, bei denen Patienten aus finanzieller Motivation heraus entlassen und erneut stationär aufgenommen wurden, anstatt krankenhausintern verlegt zu werden"

(Reuling, 2020, S. 6). Diese Faktoren stehen auch zwangsläufig mit den Arbeitsbedingungen der Mitarbeitenden einer solchen Einrichtung im Zusammenhang. Immer mehr Arbeit, mehr Stress auch durch Anhäufung von falsch gestellten Diagnosen oder falsch angeordneten Therapien können das Resultat der oben genannten Maßnahmen sein. Zudem ist der Zuwachs an privaten Krankenanstalten in den letzten Jahren beobachtbar, welche wiederum gewinnorientiert und wie oben beschrieben handeln (Reuling, 2020 S. 6 – 7).

Während in den letzten zwanzig Jahren die Zahl der deutschen privat-gewinnorientierten Krankenhäuser eine Verdoppelung aufweist, wurde der Betrieb in öffentlich-rechtlichen Krankenhäusern auf Standorte bezogen um circa 50 Prozent eingestellt (Philippi, 2017, S. 100 – 101). Auch in Österreich ist ein Anstieg an Privatkliniken erkennbar. Im Vergleich zu Deutschland ist dieser jedoch überschaubar (Riedel & Czypionka, 2019, S. 9). Die deutschsprachige Schweiz hingegen zeigt einen immensen Boom bezüglich privat-gewinnorientierter Gesundheitseinrichtungen auf. Diese Region hat im deutschsprachigen Raum den höchsten Anteil an Privatkliniken (Riedel & Czypionka, 2019, S. 59). Beivers und Emde (2020, S. 7) führen zudem eine zunehmende gesundheitliche Versorgung auf Basis eines profitorientierten Systems an, wenngleich die gesundheitsbezogenen Anbieter der öffentlichen Hand angehören. Bei der Auswahl der Therapie sowie der Krankenhausverweildauer werden demnach häufig nicht nur medizinische Aspekte, sondern auch finanzielle Kriterien, herangezogen (Beivers & Emde, 2020, S. 7). Das Augenmerk des Gesundheitswesens sollte jedoch verstärkt auf mehrere, von monetären Aspekten unabhängige, Faktoren liegen. Als Beispiele sind hier die Erhaltung beziehungsweise die Verbesserung des Befindens der Patienten/Innen und deren Lebensqualität, eine bedürfnisbezogene Leistungsbeanspruchung und der freie Zugang zum Gesundheitswesen zu erwähnen (Wille & Thüsing, 2017, S. 40 – 41).

2.4 Soziales Ungleichgewicht

Bevorzugung bei bestimmten Gesundheitsleistungen, kürzere Wartezeiten, schnellere Termine und verschieden ausfallende Zuzahlungen lassen den Begriff Zwei-Klassen-Medizin von Tag zu Tag präsenter werden. Die Zwei-Klassen-Medizin soll demnach Versorgungsungleichheiten zwischen Sonderklassepatienten/Innen und gesetzlich versicherten Patienten/Innen aufzeigen. Vor allem der PKV wird häufig vorgeworfen, dass deren Versichertenstamm von Vorteilen des Gesundheitssystems profitiert. Mittlerweile ist jedoch bekannt, dass innerhalb der GKV ebenso ein soziales Ungleichgewicht in Bezug auf Krankheits- und Sterberate oder der Gesundheitsversorgung generell besteht. Dennoch rückt das Augenmerk häufig auf die Wettbewerbssituation dieser zwei Versicherungsarten. Die Private Krankenversicherung wird nicht allzu selten damit bezichtigt, soziale Imbalance Im Gesundheitssystem zu schaffen (Klein & von dem Knesebeck, 2020, S. 1). „Da insbesondere das Einkommen – und daran nicht selten gekoppelt die Bildung und der berufliche Status – über den Beitritt zur PKV entscheidet, bildet der Versichertenstatus durchaus soziale Ungleichheiten ab" (Klein & von dem Knesebeck, 2020, S. 1). Das Zusammenspiel der Faktoren Gesundheit und Einkommen spielt im deutschsprachigen Raum daher eine immer größer werdende Rolle. Den Großteil der fachärztlichen Leistungen nehmen Personen in Anspruch, welche einen erhöhten sozioökonomischen Status aufweisen. Wohingegen Menschen mit niedrigem sozialen Status oftmals aus Kostengründen auf die Dienste von Hausärzten/Innen zurückgreifen (Leoni, 2015, S. 650 - 651).

Ein hohes Einkommen begünstigt den Gesundheitszustand sowohl direkt über die Verfügbarkeit von materiellen Ressourcen als auch indirekt über den durch das Einkommen bestimmten sozialen Status" (Leoni, 2015, S. 650). Privat Versicherten wird aus diesen Gründen häufig nachgesagt, dass diese ein Privileg beim Zugang zum Gesundheitswesen aufgrund derer Zahlungsfähigkeit genießen (Leoni, 2015, S. 660). So kann in der Praxis immer häufiger beobachtet werden, dass allgemein versicherte Personen auf diverse medizinische Leistungen von vornherein verzichten, da diese mit hohen Wartezeiten, schlechteren Zugängen aufgrund der GKV im Gegensatz zur PKV und einer Zahlungsunfähigkeit konfrontiert werden (Klein & von dem Knesebeck, 2020, S. 1 – 3). So werden beispielsweise Gesundheitsleistungen, welche nicht im unmittelbaren Umkreis, sondern eher weiter vom Wohnort entfernt angeboten werden, häufiger von Klassepatienten/Innen in Anspruch genommen. Personen mit einem geringen sozioökonomischen Status innerhalb der GKV bleiben diese Leistungen oftmals verwehrt, da diese weiter entfernte Strecken aus Kostengründen oftmals nicht in Erwägung ziehen können (Klein & von dem Knesebeck, 2020, S. 3).

Ebenso bekannt ist, dass das mengenmäßige Angebot an Gesundheitsleistungen in sozialen Brennpunktbezirken deutlich geringer ist, als in anderen Teilen der Stadt. Zudem begünstigen Zuschläge für bestimmte Medikamente sowie für herangezogene Gesundheitsleistungen den Verzicht auf diese immens. So wird dem Gesundheitssystem im deutschsprachigen Raum immer häufiger vorgeworfen, dass eine angemessene Versorgung von der Zahlungsfähigkeit der zu behandelnden Personen abhängt. Aus diesem Grund werden Personen mit geringem Einkommen im Gegensatz zu eher einkommensstärkeren Menschen von Anfang an benachteiligt. Eine Folge davon kann sein, dass Patienten/Innen mit geringen finanziellen Mitteln zu Medikamenten greifen, welche eine geringere Dosierung aufweisen als für die anfallende Behandlung tatsächlich notwendig wäre. Somit entsteht eine Art Selbstdispensierung der Medikation, die wiederum gesundheitliche Folgen nach sich ziehen könnte (Klein & von dem Knesebeck, 2020, S. 3). Präventions- und Gesundheitsförderungsmaßnahmen nehmen gesetzlich Versicherte nicht derart stark in

Anspruch wie privat Versicherte, weil gesetzliche Krankenversicherungen bestimmte Maßnahmen nicht in vollem Umfang abdecken wohingegen private Versicherungen diese meistens ohne zusätzlichen Kostenaufwand für deren Versicherte anbieten. Bezüglich des Zugangs zu bestimmten Leistungen liegen privat Versicherte daher oft im Vorteil. Wie bereits erwähnt betrifft dies Fachärzte/Innenbesuche, das Aufsuchen von Rehabilitationsanstalten sowie Screenings verschiedener Arten, wie Untersuchungen zur Krebsfrüherkennung zum Beispiel (Klein & von dem Knesebeck, 2020, S. 1 – 3). Folglich kann durch diese Inanspruchnahme ein höher entwickeltes Gesundheitsbewusstsein Vorteile vor allem für privat Versicherte verschaffen (Leoni, 2015, S. 660).

„Hinsichtlich der Prozessqualität ist die Bewertung der Arzt-Patienten-Interaktion ein wichtiger Indikator, welcher u.a. die Dauer der Konsultation, das Erfragen von Einzelheiten der Lebenssituation, das Ermuntern zu und das Eingehen auf Fragen, die gemeinsame Entscheidungsfindung, Aufklärung hinsichtlich der Erkrankung sowie Aufmerksamkeit und Empathie berücksichtigt" (Klein & von dem Knesebeck, 2020, S. 4). Bei einer Befragung in Deutschland wurde festgestellt, dass diese Aspekte von gesetzlich versicherten Personen als nicht zufriedenstellend angegeben wurden. Diese hatten demnach das Gefühl, dass bei Gesprächen mit Ärzten/Innen eine geringe Informationsweitergabe erfolgte. Die Dauer des Besuches in der Praxis war zeitlich gesehen deutlich beschränkter als der Besuch von privat versicherten Patienten/Innen (Klein & von dem Knesebeck, 2020, S. 4). An dieser Stelle muss jedoch erwähnt werden, dass gesetzlich versichert nicht zwangsläufig ein geringerer sozioökonomischer Status bedeutet (Klein & von dem Knesebeck, 2020, S. 1 - 5).

Die Privatversicherung im deutschsprachigen Raum wird auf freiwilliger Basis abgeschlossen. So können gesetzlich Versicherte nicht von vornherein als sozial schwache Mitglieder der Gesellschaft angesehen werden. Unumstritten ist hingegen, dass Letztere häufig der GKV angehören. Demnach kann berichtet werden, dass eine Zwei-Klassen-Medizin in einigen Bereichen der Gesundheitsversorgung vorliegt, auch beim Vergleich zwischen gesetzlich und privat Versicherten. Die Zwei-Klassen-Medizin macht sich jedoch auch innerhalb der GKV aufgrund der zahlreichen Versicherten und deren sozialem Hintergrund bemerkbar (Klein & von dem Knesebeck, 2020, S. 1 - 5).

3 Zusammenfassung der Ergebnisse und Fazit

Aus der Literatur können etliche Beispiele für eine Zwei-Klassen-Medizin im deutschsprachigen Raum entnommen werden. So führt der Autor Rainer (2017, S. 46 – 49) eine Bevorzugung von privat Versicherten in Hinsicht auf die Vergabe von Behandlungsterminen sowie geringere Wartezeiten vor Ort als Beispiel an. Wenn der Gesundheitszustand einer gesetzlich krankenversicherten Person und einer privat krankenversicherten Person ähnlich ist, so werden bei der Terminvergabe Personen mit einer PKV häufig vorgezogen. Ein Grund hierfür kann sein, dass Ärzte/Innen mit dieser Versicherungsart mehr verdienen, da die GKV geringere Pauschalbeträge als die einer PKV ansetzt (Tille et al., 2017, S. 58 – 62). Auch während der Terminwahrnehmung profitieren demnach privat Versicherte häufiger von geringeren Wartezeiten (Czypionka & Achleitner, 2019, S. 85). Purwins und Bürger (2020, S. 377) fügen jedoch hinzu, dass diese Annahmen mit Vorsicht zu genießen seien, da der Anteil der privat Versicherten gemessen an den gesetzlich Versicherten im deutschsprachigen Raum gering sei. Zudem kann es durchaus vorkommen, dass für längere Wartezeiten andere Faktoren als die Versicherungsart an sich eine Rolle spielen (Purwins & Bürger, 2020, S. 377). Krusenbaum (2017, S. 12) stellt zudem dar, dass die Nachhaltigkeit des Gesundheitssystems aus Handlungsgründen der PKV eingeschränkt werde, da diese beispielsweise deren Gesundheitsleistungen in einem zügigen Tempo erweitere und somit die Gesundheitsausgaben auch automatisch ansteigen würden.

Ärzte/Innen können aus Profitgründen unzählige, teilweise nicht erforderliche Leistungen für Therapien anbieten und Sonderklassepatienten/Innen mit diversen über die Notwendigkeit hinausgehenden Leistungen versorgen (Krusenbaum, 2017, S. 12). Durch diese Art der Versorgung können Patienten/Innen jedoch auch Schäden erleiden, obwohl Gesundheitsleistungen im Allgemeinen einen Nutzen für die Gesellschaft hervorbringen sollten (Glaeske, 2019, S. 69). Vor allem gesetzlich krankenversicherte Personen sind die Leidtragenden, da diese oft nicht die Mittel für eine private Krankenversicherung aufweisen können. Daher wird es in Zukunft vermutlich notwendig sein, Lösungsansätze für solche Problematiken zu entwickeln, um eine Zwei-Klassen-Medizin zumindest etwas einschränken zu können (Krusenbaum, 2017, S. 12 - 15). Laut Reuling (2020, S. 6 – 7) schreitet die Zahl der privaten Krankenanstalten in einer überdurchschnittlichen Dimension voran. Angestellte in gesundheitsbezogenen Einrichtungen, welche der öffentlichen Hand angehören, werden immer häufiger dazu gedrängt aus finanziellen Gründen zu handeln, um die Wirtschaftlichkeit der Einrichtung in ein besseres Licht rücken zu können (Reuling, 2020, S. 6- 7). Das Wohl der Patienten/Innen steht hierbei nicht immer an vorderster Stelle (Beivers & Emde, 2020, S. 7).

Privat Krankenversicherte werden häufig als Geldquelle in Betracht gezogen (Wille & Thüsing, 2017, S. 40 – 41). Aufgrund der genannten Aspekte ist ein soziales Ungleichgewicht im Gesundheitswesen zu beobachten. Es wird jedoch betont, dass dieses Ungleichgewicht nicht nur auf die PKV zu beziehen ist, da dieses innerhalb der GKV ebenso bestehen würde (Klein & von dem Knesebeck, 2020, S. 1). Leoni (2015, S. 650 – 651) berichten wiederum, dass Fachärzte/Innen vor allem von Patienten/Innen mit einem PKV-Abschluss aufgesucht werden, wobei Hausärzte/Innen aus Kostengründen überwiegend von allgemein versicherten Personen herangezogen werden. Zudem ist eine Tendenz des Verzichtens auf Gesundheitsleistungen seitens der gesetzlich krankenversicherten Personen zu verzeichnen, da diese die oftmals teuren, jedoch im Normalfall notwendigen Leistungen, nicht bezahlen können (Klein & von dem Knesebeck, 2020, S. 3). Ein höher entwickeltes Gesundheitsbewusstsein bei Sonderklassenpatienten/innen durch einen erleichterten Zugang zum Gesundheitssystem im Vergleich zu gesetzlich krankenversicherten Personen wird ebenso als Folge einer Zwei-Klassen-Medizin gesehen (Leoni, 2015, S. 660). In diesem Zusammenhang ist jedoch unumstritten, dass auch in der GKV, wie oben bereits erwähnt, Unterschiede in Bezug auf sozioökonomischen Status festzustellen sind und, dass daher nicht die PKV allein zur Rechenschaft gezogen werden kann (Klein & von dem Knesebeck, 2020, S. 1- 5). Zusammenfassend kann erläutert werden, dass durchaus Züge einer Zwei-Klassen-Medizin im deutschsprachigen Raum zu beobachten sind. Dies jedoch auf das ganze Gesundheitssystem im deutschsprachigen Raum zu pauschalisieren, wäre laut dem Autor nicht der richtige Ansatz. Die Existenz einer Zwei-Klassen-Medizin kann zudem nicht alleine der PKV zugeschrieben werden.

4 Literaturverzeichnis

Birkner, B., Biebau, R., Biegler-Münichsdorfer, H., Gürtler, J. & Lüttecke, H. (2021). *Kaufmann/Kauffrau im Gesundheitswesen – Lehrbuch zur berufsspezifischen Ausbildung* (9. überarbeitete Auflage). Stuttgart: Kohlhammer.

Beivers, A. & Emde, A. (2020). DRG-Einführung in Deutschland: Anspruch, Wirklichkeit und Anpassungsbedarf aus gesundheitsökonomischer Sicht. In Klauber, J., Geraedts, M., Friedrich, J., Wasem, J. & Beivers, A. (Hrsg.), *Krankenhaus - Report 2020 – Finanzierung und Vergütung am Scheideweg* (S. 7), Berlin: Springer.

Czypionka, T. & Achleitner, S. (2019). Wartezeitenmanagement im niedergelassenen Bereich. *Fachzeitschrift Soziale Sicherheit, 2,* S. 84 - 85.

Greiling, D. (2019). Das österreichische Gesundheitswesen im internationalen Vergleich. In Fuchs, M., Greiling, D. & Rosenberger, M. (Hrsg.), *Gut versorgt? Ökonomie und Ethik im Gesundheits- und Pflegebereich* (S. 24 - 29), Baden-Baden: Nomos.

Glaeske, G. (2019). Gerechtigkeit in der Arzneimittelversorgung – aber wer entscheidet darüber? In Fuchs, M., Greiling, D. & Rosenberger, M. (Hrsg.), *Gut versorgt? Ökonomie und Ethik im Gesundheits- und Pflegebereich* (S. 68 - 69), Baden-Baden: Nomos.

Henke, K. D. & Rachold, U. (2018). Solidarität und Wettbewerb im Gesundheitswesen. In Igl, G. & Naegele, G. (Hrsg.), *Perspektiven einer sozialstaatlichen Umverteilung im Gesundheitswesen* (S. 11), München: Oldenbourg.

Jörg, J. (2015). *Berufsethos kontra Ökonomie – Haben wir in der Medizin zu viel Ökonomie und zu wenig Ethik?* Berlin & Heidelberg: Springer.

Klein, J. & von dem Knesebeck, O. (2020). Soziale Ungleichheiten in der gesundheitlichen Versorgung. *Online Lehrbuch der Medizinischen Psychologie und Medizinischen Soziologie,* S. 1 - 5.

Klein-Schmeink, M. (2021). Gute Versorgung für alle – solidarisch finanziert. *MMW, 163* (12), S. 35.

Kramer, V. (2018). *Zwei Krankenversicherungssysteme zwischen Pflichtversicherung und Versicherungspflicht – Ein Systemvergleich von Österreich und Deutschland.* Linz: Johannes Kepler Universität.

Krusenbaum, C. (2017). Das deutsche Krankenversicherungssystem auf dem Prüfstand – Ist die Bürgerversicherung die ultimative Alternative? *Rechtswissenschaftliche Beiträge der Hamburger Sozialökonomie,* 13, S. 12 – 15.

Leoni, T. (2015). Soziale Unterschiede in Gesundheit und Inanspruchnahme der Gesundheitsversorgung. *WIFO-Monatsberichte,* 88 (8), S. 650 - 660.

Philippi, M. (2017). Die ewige Baustelle Krankenhaus – Erfahrungen aus über 20 Jahren. In Wille, E. (Hrsg.), *Neuerungen im Krankenhaus- und Arzneimittelbereich zwischen Bedarf und Finanzierung* (S. 100 - 101), Frankfurt am Main: Internationaler Verlag der Wissenschaften.

Purwins, M. & Bürger, D. (2020). Krankenhauspolitische Chronik. In Klauber, J., Geraedts, M., Friedrich, J., Wasem, J. & Beivers, A. (Hrsg.), *Krankenhaus - Report 2020 – Finanzierung und Vergütung am Scheideweg* (S. 377), Berlin: Springer.

Rainer, G. (2017). *Kampf der Klassenmedizin – Warum wir ein gerechtes Gesundheitssystem brauchen.* Wien & München: Brandstätter.

Riedel, M. & Czypionka, T. (2019). *Die Bedeutung der Spitalsträgerschaft in Gesundheitssystemen.* Wien: Institut für Höhere Studien.

Reuling, R. (2020). Whistleblowing im Krankenhaus. In Zieschang, F. (Hrsg.), *Strafrechtliche Fragen der Gegenwart* (S. 6 - 7), Berlin: Logos.

Tille, F., Gibis, B., Balke, K., Kuhlmey, A. & Schnitzer, S. (2017). Soziodemographische und gesundheitsbezogene Merkmale der Inanspruchnahme und des Zugangs zu haus- und fachärztlicher Versorgung. *Zeitschrift für Evidenz, Fortbildung und Qualität im Gesundheitswesen,* 126, S. 58 - 62.

Wild, C. (2019). Nutzenbewertung medizinischer Interventionen als Entscheidungshilfe im Sinner gerechter Verteilung der Mittel im Gesundheitswesen. In Fuchs, M., Greiling, D. & Rosenberger, M. (Hrsg.), *Gut versorgt? Ökonomie und Ethik im Gesundheits- und Pflegebereich* (S. 82), Baden-Baden: Nomos.

Wille, E. & Thüsing, G. (2017). Fairer Wettbewerb in der gesetzlichen Krankenversicherung. Wege zur Steigerung der Wettbewerbsneutralität und Effizienz in der Kassenaufsicht. In Wille, E. (Hrsg.), *Neuerungen im Krankenhaus- und Arzneimittelbereich zwischen Bedarf und Finanzierung* (S. 40 - 41), Frankfurt am Main: Internationaler Verlag der Wissenschaften.

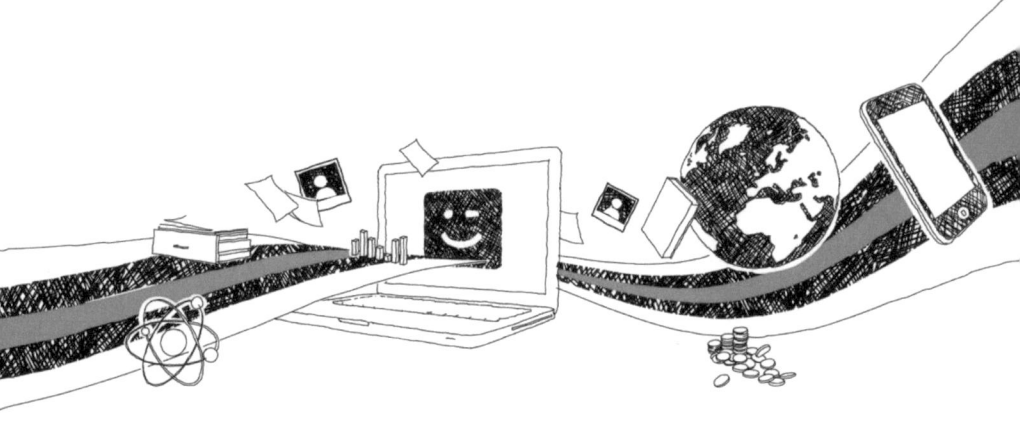
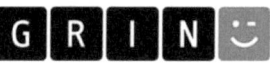